DU VRAI
PRINCIPE MÉDICAL
OU
VUES UTILES AUX PROGRÈS DE L'ART
ET AUX INTÉRÊTS DE L'HUMANITÉ.

Sous presse, du même auteur :

TRAITEMENT SPÉCIAL DES AFFECTIONS SCROPHULEUSES.

Ce n'est encore qu'un précis, une introduction, et comme la préface d'un grand ouvrage sur cet important sujet. L'auteur n'y explique pas ses doctrines, il les annonce; surtout il les justifie d'avance par un exposé fidèle de leurs résultats.

Le grand ouvrage ne tardera pas à paraître. On y trouvera d'abord la véritable théorie du mal, théorie entièrement inconnue jusqu'ici, et qui se fonde sur la connaissance de l'altération première, du tissu originellement affecté. L'auteur suit pas à pas le mal dans tous ses progrès, sous toutes les formes. Des figures coloriées aident à ces explications. Un tableau synoptique met en regard les symptômes dans le cours du mal abandonné à lui-même, ou traité d'après les méthodes ordinaires et les symptômes éprouvés dans un traitement conforme à la nouvelle méthode. Enfin des documens positifs, irrécusables, expliquent les avantages de ce traitement, qui dessèche tout à la fois la racine de la maladie, et en efface jusqu'aux moindres vestiges, et ne fait jamais payer au malade la santé par quelque cicatrice dégoûtante ou quelque difformité cruelle.

Certainement la science a fait un pas; il est temps que ce progrès soit révélé au monde, et qu'on sache à qui nous le devons.

IMPRIMERIE DE DAVID,
BOULEVARD POISSONNIÈRE, N° 6.

DU VRAI
PRINCIPE MÉDICAL

OU

VUES UTILES AUX PROGRÈS DE L'ART

ET AUX INTÉRÊTS DE L'HUMANITÉ,

PAR LE DOCTEUR VERGNIES,

ANCIEN INTERNE DES HOSPICES CIVILS, ANCIEN ÉLÈVE DE L'ÉCOLE PRATIQUE ET MEMBRE DE LA SOCIÉTÉ D'INSTRUCTION MÉDICALE DE PARIS, ETC., ETC.

Ouvrage présenté à l'Académie royale de Médecine, le 25 du mois de mai 1829.

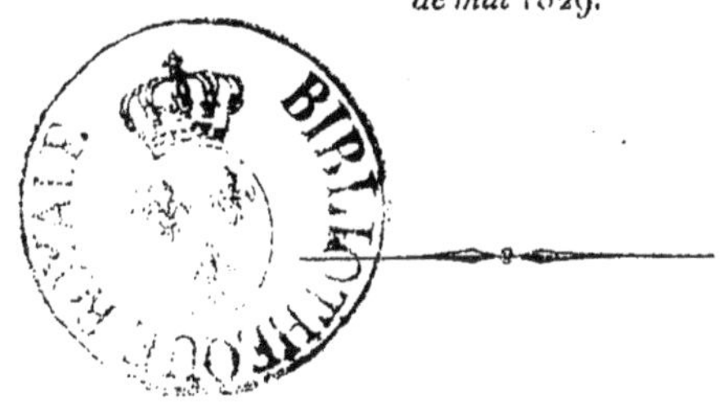

PARIS.

EUGÈNE RENDUEL, LIBRAIRE,
RUE DES GRANDS-AUGUSTINS, N° 22;

BÉCHET JEUNE, LIBRAIRE,
PLACE DE L'ÉCOLE DE MÉDECINE;

BAILLIÈRE, LIBRAIRE,
RUE DE L'ÉCOLE DE MÉDECINE.

1830

ACADÉMIE ROYALE DE MÉDECINE.

PROCÈS-VERBAL DU 28 AOUT 1830.

M. BOUILLAUD lit un rapport sur un mémoire de M. le docteur Vergnies, intitulé : *Vues utiles aux progrès de l'art et aux intérêts de l'humanité*. M. VERGNIES, dans son mémoire, dit vouloir combattre une opinion qui, selon lui, est trop universellement adoptée; savoir : que l'inflammation est le principe unique des maladies. Il ajoute qu'en toute maladie, c'est à l'altération première que doit se rapporter le moyen curatif. Il convient que souvent cette altération est inconnue, soit dans son siége, soit dans sa nature, et alors l'art est réduit à l'empyrisme. La commission applaudit aux intentions de M. Vergnies sans se faire garant de toutes ses théories, et propose le dépôt de son mémoire aux archives.

Lu et adopté en séance, le 27 août 1830.

Le secrétaire annuel,
Signé, ADELON.

Le secrétaire perpétuel certifie que ce qui précède est extrait du procès-verbal de la séance du 17 août 1830.

Paris, ce 28 août 1830.

E. PARISET.

Compte rendu des séances de l'Académie royale, par M. Bousquet, secrétaire du conseil de cette Compagnie.—Vues utiles aux progrès de l'art et aux intérêts de l'humanité, par M. Vergnies.

RAPPORT DE M. BOUILLAUD.

M. BOUILLAUD s'excuse d'abord de n'avoir pas examiné plutôt ce mémoire; mais à sa manière, on voit qu'il n'est pas favorable à l'auteur.

Il paraît qu'un des principaux objets de M. Vergnies était de combattre l'opinion que l'inflammation soit le principe de toutes les maladies. M. Bouillaud s'étonne de cette critique, qui lui paraît d'autant plus inopportune que personne, selon lui, ne l'a jamais méritée. Quoi! personne n'a dit que tout aboutissait à l'inflammation et que tout en venait! Personne, pas même M. Broussais? De deux choses l'une, ou c'est M. Vergnies qui a tout-à-coup perdu la mémoire, ou c'est M. Bouillaud. Les ouvrages de M. Broussais et de son école sont là qui déposent pour M. Vergnies; chacun peut y lire la condamnation de M. Bouillaud. Mais attaché à la fortune d'un système qui, comme les mauvais rois, ne figurera dans l'histoire que pour y servir d'époque, il a cherché à se mettre hors de cause pour s'épargner un aveu qui coûtait à son amour-propre. Il a mis en doute l'objet des débats pour sauver la honte de sa défaite; il a fait comme ces enfans peureux qui ferment les yeux pour n'être pas aperçus. Tel est le véritable motif de sa dénégation, que certainement il n'aurait pas faite avec la même aisance, il y a seulement un an. Il est fâcheux que M. Bouillaud ait différé jusqu'au 10 août 1830, l'examen du travail de M. Vergnies. Il est certain que ce délai lui ôte une bonne partie de son intérêt. Au reste, je ne défends ni M. Vergnies, ni ses doctrines; il se défendra bien lui-même : je veux seulement donner, dans la personne de M. Bouillaud, un exemple de la versatilité des esprits systématiques. Je suis assuré que M. Broussais ne trouverait pas aujourd'hui cent médecins en France qui se disent franchement attachés à sa doctrine.

Par l'objet même de sa critique, M. Vergnies a prouvé qu'il sentait toute l'importance de remonter aux premiers élémens, aux élémens générateurs des maladies. Il peut faire de fausses applications de cette vérité, mais elle n'en est pas moins fondamentale en médecine pratique.

Observations de l'auteur sur le rapport de M. Bouillaud.

Il y a plus d'un an qu'il me vint dans la pensée de soumettre à l'Académie de Médecine quelques réflexions sur l'art de guérir.

Je n'avais pas la prétention d'afficher une découverte, mais d'indiquer à la fois une route sûre pour coordonner toutes les découvertes, et un moyen infaillible d'en tirer parti; car combien de découvertes demeurent stériles, faute d'être convenablement appliquées! Mon ouvrage appartient aussi bien à la logique qu'à la médecine; mais je pensais que, même dans *notre grande ère médicale*, un peu de logique ne gâtait rien.

Ma pensée se portait en même temps sur un grand besoin de la médecine légale. Je songeais combien il lui importe de pouvoir faire, dans les morts violentes, la part exacte de l'accident primitif, et dans les morts qui semblent inattendues, l'exacte description des incubations et de leurs progrès, toutes choses que, sans un principe certain et invariable, il est si difficile de démêler à travers les phénomènes variés de la lutte des deux principes. Je voulais épargner aussi des insinuations malignes au praticien peu expérimenté qui, séduit par une apparence de vie et de force, donne quelquefois des espérances que la mort ne tarde pas à démentir. Enfin je croyais offrir un moyen nouveau d'appréciation nécessaire dans les cas de violence, et dont l'absence peut nuire singulièrement pour l'application des peines.

L'Académie chargea de l'examen une commission dont M. Bouillaud fut l'organe. Il faut apprendre au public que M. Bouillaud est *un écri-*

vain de profession, qui méprise fort les écrivains par occasion, et qui s'est acquis surtout le droit de les mépriser par un *Traité sur les fièvres essentielles* dans lequel il attribue tous les genres de fièvres à l'irritation.

La doctrine de M. Bouillaud n'est pas tout-à-fait sienne. Bien avant le célèbre *Traité des fièvres*, l'irritation était en possession d'engendrer tous les maux présens et à venir; et de mauvais plaisans voyant ou croyant voir dans les 552 pages de M. Bouillaud, une traduction assez mesquine de plusieurs centaines de livres ou brochures, prirent la liberté de dire que c'était un thuriféraire qui tranchait de l'hérésiarque.

On trouvera peu de courtoisie peut-être dans ces expressions. Mais M. Bouillaud ne m'a pas laissé le choix du langage. N'est-ce pas en effet dépasser toutes les bornes, que de commencer un rapport par une offensante personnalité?

Les connaisseurs trouveront qu'il y met de la gaucherie, et qu'il s'est quelquefois blessé lui-même.

Par exemple, il daigne déclarer dans sa conclusion que « mes idées sont avouées par la saine raison. » Mais en ce cas, pourquoi tant de mépris? les idées que la saine raison avoue sont-elles donc si communes, qu'il faille les repousser du pied, quand elles demandent humblement accès parmi les idées conjecturales dont la raison se fait toujours une loi de douter; et sommes-nous assez riches *dans cette grande ère médicale*, pour ne savoir que faire du trop-plein?

Puisque l'orateur veut bien laisser en paix ces idées, quelles sont donc celles à qui sa critique déclare la guerre? ce ne sont point les idees d'où j'ai déduit l'ouvrage. Son génie paresseux ne veut point me suivre *sur ces hauteurs*. Ce ne sont point celles que j'ai pu émettre sur l'insuffisance de l'art dans quelques maladies. Il fallait pour les combattre éclaircir mes doutes, et me montrer près de moi ce que je cherchais bien loin. C'est une peine qu'il n'a pas daigné prendre. Les idées ou plutôt *l'idée fixe* qui le choque, c'est l'accusation que je porte contre un certain système. Cette accusation est folle, dit-il, car le système n'existe pas. Je m'escrime à merveille, mais contre des *antagonistes imaginaires*, et « il « ne m'est pas difficile de sortir victorieux d'une « semblable lutte. »

Si bien donc, que la seule chose répréhensible dans mon travail, d'après M. Bouillaud, c'est d'attribuer à mes antagonistes des principes qu'ils ne professent pas; s'ils les professaient, je ferais bien de les combattre; bien plus, j'en aurais la force, puisque *je sortirais victorieux de la lutte*. En sorte que ce n'est pas contre les choses que j'ai tort, mais contre les hommes. L'éloge qu'on a daigné faire de mes principes, en les sanctionnant au nom de la raison, s'applique même à celui que l'on voudrait réprouver au nom d'un fait. L'aveu est précieux, et je dois le constater; car, si ce n'est pas une fausse hypothèse, si mes prétendus rêves se trouvent être des réalités, s'il existe de graves docteurs qui attribuent à l'irritation tous les phénomènes morbifiques, qui défèrent à l'irritation l'empire de la médecine, qui prêchent à tous venans dans des milliers de livres et de copies de livres, dans des milliers de leçons et de reminiscences de leçons, cette doctrine exclusive, abusive, cette doctrine de confusion et de désordre, et pratiquent à la face du soleil ce qu'ils ont prêché, de l'aveu même de mon juge, ma cause est gagnée; et je me trouve tout-à-coup, moi chétif, à la hauteur *de la grande ère;* car mes idées, sans exception aucune, seront dès lors *avouées par la saine raison.* Et qu'y a-t-il de supérieur à la saine raison?

Or, j'ai dit ce qui est; j'ai raconté ce que j'ai vu. Cette lutte dont il m'était si facile de sortir *victorieux*, je l'ai entreprise contre M. Bouillaud lui-même, qui enseigne que « la fièvre, quel « que soit le nom qui lui ait été imposé, consiste « en une irritation idiopathique ou symptôma- « tique du système sanguin, » ne tenant aucun compte des causes de cette irritation, ne daignant pas s'enquérir si l'altération première qui a produit cette irritation est dans les liquides ou dans les solides, ne voulant pas concevoir que l'irritation pouvant se porter sur plusieurs organes à la fois, tandis que l'altération première n'occupe en effet qu'une place, c'est à l'altération première qu'il faut toujours remonter. Cette lutte si facile, je l'ai entreprise contre un antagoniste d'une toute autre force que M. Bouillaud, et devant qui M. Bouillaud lui-même, tout élevé qu'il est à la hauteur de notre grande ère, ne laisse pas de baisser pavillon; d'un antagoniste dont la main hardie a déchiré, selon M. Bouillaud, *les voiles mystérieux dont la nature se couvrait, et dont la doctrine est à l'épreuve de toutes les objections et doit résister à toutes les attaques.* Or, ce grand homme ne connaît qu'un principe unique des maladies humaines, lequel est l'irritation. Ce grand homme a dit expressément que toute maladie n'est qu'irritation, soit qu'elle provienne d'un excès d'irritation, soit même qu'il y ait défaut d'élémens excitans. L'irritation étant l'unique maladie, le remède à l'irritation est donc l'unique remède. De là tous les inconvéniens, et certes, j'adoucis le mot, dont l'enceinte des hôpitaux ne renferme pas tellement les témoignages qu'il n'en arrive quelque chose jusqu'à nous. La confusion dont je me plaignais existe donc; l'oppression de la vérité et de l'expérience au profit d'un système, n'est pas une chimère. Je n'ai donc pas rêvé quand j'ai combattu cette confusion érigée en dogme, cette doctrine meurtrière soutenue ou plutôt reproduite par M. Bouillaud; car la voix de M. Bouillaud est moins une voix qu'un écho; et je me croyais à la hauteur de quelque ère que ce soit, lorsqu'à une anomalie logique j'opposais une rectification logique.

Ne serait-ce là qu'une dispute de mots? je le voudrais. Mais au fond de cette dispute, je vois toute la science médicale, et dans l'avenir de la science médicale, je vois celui de l'humanité.

Le 12 septembre 1830.

VERGNIES.

DU VRAI
PRINCIPE MÉDICAL
OU
VUES UTILES AUX PROGRÈS DE L'ART
ET AUX INTÉRÊTS DE L'HUMANITÉ.

Je n'ai pas besoin d'avertir mes honorables lecteurs que je ne suis pas un écrivain de profession ; ils ne s'en apercevront que trop. Je voudrais au moins qu'ils me regardassent comme un homme de bon sens ; et peut-être ne perdrais-je pas au change, car, au tems qui court, ce n'est pas la chose la moins rare, que le sens commun.

Ce petit ouvrage est entrepris dans le dessein de combattre une opinion qui semble déjà avoir pris droit de naturalité en médecine, savoir : que l'inflammation est le principe unique des maladies.

Il n'y a pas, au fond, d'erreur indifférente dans l'art de guérir ; car comment extirper un mal dont on ignore, ou, ce qui est plus dangereux, dont on déplace la racine ? La santé publique est surtout intéressée à ce qu'un faux principe ne se propage pas, lorsqu'il est présenté comme universel, et que, dans ses conséquences, il embrasse toutes les sortes de questions.

Si je demande aux partisans du système, ce qu'est l'inflammation, ils me répondront que c'est une exaltation des forces vitales. Mais si je les prie de m'expliquer comment il se fait que la vitalité même renferme le principe de mort, que répondront-ils ?

Quelques efforts que mon esprit puisse faire, il ne saurait comprendre que, d'une même source, découle tout à la fois ce qui soutient et ce qui menace la vie, ce qui conserve l'économie et ce qui la trouble ; et que cette lutte qu'on observe constamment, dans toute affection morbifique, entre les forces envahissantes et les forces protectrices, ne soit, au fond, qu'une lutte de la vie contre elle-même.

La pratique étant venue confirmer le raisonnement, je me suis convaincu qu'on était dupe d'une illusion dangereuse, et j'ai voulu tenter de la dissiper. Si je ne considérais que mon obscurité, l'entreprise serait téméraire. Mais les deux auxiliaires que je viens de nommer me rassurent. Avec eux on est bien fort.

La recherche de l'unité est à la fois la force et la maladie de l'esprit humain. C'est par cette recherche qu'il sait lier des faits épars, et rattacher à un principe des conséquences éloignées ; qu'il trouve, en un mot, le secret de cette laborieuse et brillante architecture qu'on nomme un système. Mais c'est aussi par besoin de l'unité, qu'il essaie trop souvent d'assimiler entre elles des choses distinctes, et d'en associer d'incompatibles, et qu'il fait violence aux faits, pour satisfaire la tyrannie d'une idée. A ne parler que de la médecine, ses annales témoignent assez du mal que lui ont fait, dans ses différens périodes, les fausses généralisations.

Depuis Euximaque, qui la fondait sur un amour universel, jusques aux praticiens de nos jours, qui la fondent sur un universel incendie, l'esprit de système a toujours combattu l'esprit d'observation qu'il ne devait abandonner jamais. Ainsi, à une certaine époque de l'art, toutes les maladies furent attribuées aux piqûres d'animalcules imperceptibles qui déposaient leurs œufs dans les interstices de la peau. De Sault et Hartsoïker ont au moins soutenu cette théorie pour toutes les contagions. On juge facilement que l'unité du mal enfante l'unité du remède ; d'où toutes les panacées universelles, d'où la transfusion du sang, d'où le sucre de Laurenti, d'où le purgatif de Leroy, l'élixir de l'oculiste Guilier, d'où les pilules indiennes, et, s'il faut le dire, l'usage immodéré des sangsues.

J'apporte contre la fausse généralisation qui envahit aujourd'hui la médecine, quelques réflexions bien faciles à comprendre, et quelques observations non moins faciles à constater.

Soit qu'on ne doive considérer le principe vital que comme une dénomination générique, une formule commode pour exprimer l'ensemble des forces qui animent les corps vivans, ou qu'il y ait en effet un principe réel, invisible et impalpable à la vérité, mais distinct et définissable, lequel préside et préexiste même à tous les symptômes de la vie animale et de la vie organique, il est certain que dès l'instant métaphysique où la première étincelle de vie se montre dans les rudimens encore informes du corps humain, tout nous atteste la présence d'un moteur qui est aussi conservateur et protecteur, et dont les influences et les résistances ne cessent qu'à la mort. Architecte secret de l'édifice, c'est lui qui l'élève graduellement dans les limites assignées, qui assemble, appelle, combine et coordonne les matériaux divers, qui non-seulement développe les organes primitifs, mais féconde ces organes en les multipliant, selon le plan de la nature et les besoins progressifs de l'économie ; c'est par lui que les corps extérieurs transformés viennent renouveler dans de secrètes élaborations la substance vivante ; il donne aux tissus avec leur nourriture propre, la sensibilité qui distingue chacun d'eux ; il prête aux muscles leur élasticité, aux différens vaisseaux l'énergie nécessaire à leur calibre et à leurs fonctions, trace aux irrigations leurs voies et donne aux ligamens leur force et leur souplesse ; enfin, par une merveille plus grande que toutes ces merveilles, de tant de mouvemens qui se croisent, de tant d'actions qui se balancent, de tant de sensibilités qui semblent s'isoler les unes des autres, de tant d'existences, en un mot, dont chacune a sa loi, ses conditions, son mode à part, il compose une sensibilité unique, une existence indivisible qui se perçoit elle-même et se concentre en elle-même.

Malheureusement le principe vital n'est pas le seul qui nous soumette à ses influences. A côté de ce principe, et pour lui disputer l'empire, il s'en introduit quelquefois un autre, actif et fécond comme lui, comme lui habile à développer des germes. Il sait aussi mettre en jeu des affinités, neutraliser des oppositions, transformer un ennemi en auxiliaire, se faire une arme des barrières élevées contre lui; enfin, avec un contraire but, il affecte les mêmes procédés, que dis-je? il emploie les mêmes agens; car ces agens ne concourent à la vie que d'un concours aveugle et comme automatique. Indifférens au mal comme au bien, ils concourent aussi efficacement à la destruction, s'il se trouve un motif qui les y pousse. Ce sont comme des esclaves sans volonté qui n'attendent qu'un maître. Leurs travaux seront sous la domination du mauvais principe, exactement ce qu'ils eûssent été sous la domination du bon ; il n'y aura de changé que les produits de ces travaux. Ceci explique les facilités que le principe morbifique trouve dans ses invasions, et comment, imperceptible molécule d'abord, il peut à la longue s'étendre et se ramifier, et enfin envahir tous les systèmes en disciplinant tous les organes. On distinguera bientôt les traces de son passage, ou plutôt les marques de son séjour; la peau changera d'organisation, de souple et d'unie devenue inégale et raboteuse ; l'inflammation gagnera les tissus, traînant après elle la gangrène ; quelquefois ils se durciront et deviendront comme lardacés ; quelquefois ils prendront une forme de mucilage ou se réduiront en suppuration ; les os eux-mêmes destinés au soutien, à la consolidation de l'ensemble s'amolliront ; il ne circulera plus dans les veines qu'un fluide, tantôt pâle et aqueux, tantôt couenneux et luisant ; des aberrations surviendront dans les fonctions sans cause apparente, des transformations de tissus, sans caractère précis. Ce sera toujours l'économie vivante dans ses proportions, toujours les organes de la vie dans leur contexture, toujours la vie enfin ; mais une vie pénible, fausse et hostile, si j'ose parler ainsi, et qui ne s'entretient que par l'oppression de la vie.

Ce n'est pas que le principe vital cède sans combat. Il a sans doute ses industries et ses auxiliaires ; il conserve ses attractions et ses répulsions, et sa faculté d'empêcher et sa faculté de réparer. Mais ce principe n'est pas inépuisable ni infatigable. Au contraire, sa nature est d'aller en s'affaiblissant, au moins dans les adultes, tandis que la nature de son rival est d'aller en se renforçant. La raison en est simple, l'un tend à la vie dont chaque jour nous éloigne, l'autre à la mort dont chaque jour nous rapproche.

Il en serait peut-être différemment si chacun de ces deux principes avait ses organes et ses instrumens distincts, comme deux chefs ennemis ont chacun leurs soldats et leurs munitions ; mais, comme nous avons dit, il n'y a pour eux qu'une seule armée, une armée déjà corrompue, et qu'il est plus facile, comme il arrive en toutes choses, d'amener de l'ordre au désordre, que de ramener du désordre à l'ordre ; sans compter que le désordre est un ordre lui-même, et que les anomalies sont des lois dans un ordre contraire aux lois. Ainsi le principe de vie, s'il s'est laissé prévenir, si l'on a ignoré ou toléré l'incubation de la molécule première, le principe de vie a beau redemander aux organes leur obéissance d'autrefois, ils ont reçu d'autres impulsions, ils ont pris d'autres habitudes, et reconnu une autre puissance.

Voulons-nous donc combattre efficacement le mal? Cherchons-le dans sa source. Remontons d'effets en effets au principe qui se cache souvent en eux. Sans doute il y a aussi des causes secondaires, et c'est là qu'est l'illusion. Autour de chacune de ces causes se groupent des phénomènes qui lui appartiennent véritablement, et l'on n'avance rien que de très-exact, lorsqu'on attribue à l'inflammation tous les accidens ordinaires de l'inflammation, suppuration, gangrène, etc. Mais est-ce là tout? Et cette cause certaine des dégénérations que vous apercevez, n'a-t-elle point de cause? Je ne vous reproche point d'avoir pris une fausse route, mais de vous être arrêtés dans la véritable, quand il fallait marcher encore. Votre erreur n'est pas un renversement des termes, mais une limitation de la série.

On voit clairement par ce qui précède que je ne conteste point les influences de l'inflammation, ni par conséquent l'efficacité d'un traitement dirigé contre ces influences. Ce traitement sera bon ; seulement il sera insuffisant. Il pourra calmer, il pourra bannir pour un temps les symptômes qui ont pour cause directe et immédiate l'inflammation; mais si cette cause n'est qu'un effet, votre victoire ne sera qu'une trève. Je n'improuve pas proprement ce que vous faites, mais j'appelle votre attention sur ce que vous négligez, bien convaincu qu'en bornant vos soins à un ordre secondaire de symptômes et d'affections, vous vous condamnez au travail des Danaïdes.

Une preuve convaincante que l'inflammation n'est le

plus souvent qu'un indice de l'altération primitive, c'est qu'il est des cas, et fort nombreux, où les moyens ordinaires que l'art a inventés contre l'inflammation ne serviraient qu'à l'entretenir, ou tout au plus à retarder son dernier développement, tandis qu'elle cède aux moyens qui devraient naturellement l'aggraver. Ainsi, dans les odontalgies, le gonflement, l'éréthisme, la gêne, la rougeur, la douleur sont enlevés par une pression énergique, par une extraction violente. Ainsi le furoncle poursuit sa marche en dépit des émolliens, des sangsues et de tous les anti-phlogistiques; mais qu'une main exercée vienne pratiquer une incision sur le sommet de la tumeur, il n'existera bientôt plus aucune trace d'inflammation.

C'est qu'il faut considérer tout désordre de l'économie moins en lui-même que dans sa cause; c'est qu'en médecine, comme en morale, comme partout, le vieil axiôme *principiis obsta*, est la première règle du sage.

Que si l'on me presse de questions sur la nature propre de cette cause; si l'on est curieux d'apprendre quel choix il convient de faire entre l'unité et la pluralité des principes d'altération; si l'on me demande un jugement cathégorique pour ou contre la doctrine qui veut que chaque organe porte en soi avec le germe de son accroisement le germe de sa destruction, je répondrai que ces recherches, qui ne seraient pas sans importance pour la médecine spéculative, pourraient bien n'être dans la médecine pratique que d'oiseuses investigations. Entre l'esprit paresseux qui s'arrête au dernier terme de la progression, et l'esprit audacieux qui cherche quelque chose, même au-delà du premier terme, il y a un espace fort étroit, à la vérité, mais où se trouve la sagesse. On voit que je ne cherche pas à mettre des entraves aux déductions, moi qui me plains qu'on ne remonte pas assez jusques aux causes. Mais je distingue une recherche efficace d'une recherche ambitieuse, et qui d'ailleurs ne pourrait nous en apprendre davantage, car on a beau parler de perfectibilité indéfinie, chaque chose a ses limites qu'on n'a jamais franchies impunément. Que cherché-je? la cause, quelle qu'elle soit, dont l'anéantissement procurera la guérison du malade. Jusqu'à ce que j'aie trouvé cette cause, mon devoir est de persister. Mais, quand je l'ai trouvée, qu'ai-je besoin d'aller au-delà? et d'ailleurs je m'obstinerais en vain. Il y a des brouillards autour de toutes les choses dont la connaissance n'est point indispensable à la destination de l'homme. Nous avons d'admirables généalogistes; mais à une certaine distance de la génération contemporaine, ils se perdent dans la confusion des races. Nous avons des grammairiens très-subtils, mais passé le premier travail sur les langues génératrices, les titres leur échappent, les radicaux s'effacent et s'oblitèrent; ils ne voient plus rien que ce qu'ils veulent voir. Laissons donc la métaphysique qui n'offre guère que quelques sommités lumineuses parmi d'épaisses ténèbres, et tenons-nous-en à l'expérience qui est transparente partout.

Concluons de ce qui vient d'être dit, que l'altération première devient comme une propriété naturelle de la fibre, du tissu primitivement affecté, et que les communications plus ou moins éloignées de cette altération constituent, dans les fibres ou tissus qui en sont le siége, une propriété secondaire ou bâtarde; qu'il faut classer l'inflammation dans ce dernier rang, et non dans le premier, par la raison que, quoiqu'il existe bien des altérations sans inflammation, il ne peut cependant exister d'inflammation sans une altération préexistante (1).

Quels sont en effet les divers phénomènes qui accom-

(1) Je pense qu'on peut définir l'inflammation, un ensemble de phénoménes secondaires, dérivant de l'altération première des tissus organisés.

pagnent ordinairement l'inflammation ? C'est la gêne, l'éréthisme, l'irrégularité des fonctions assimilatrices, la lésion, la douleur, la rougeur; l'exhalation ou la sécrétion immodérée, la tuméfaction et la fièvre. Or, on ne peut nier que tous ces phénomènes n'attestent un principe d'altération antérieur à l'inflammation. La gêne, altération primitive du système glanduleux; l'éréthisme, altération primitif des solides; l'irrégularité des fonctions assimilatrices, altération primitive du tissu qui en est le siége, ou des liquides qui le pénètrent, ou des deux ensemble; la rougeur, presque toujours altération primitive du tissu musculaire; la lésion, comme ce seul mot le dit assez, solution de continuité dans les solides et par suite déviation des liquides; les exhalations et sécrétions immodérées, altération primitive des membranes séreuses et des membranes muqueuses. Quant à la douleur, symptôme commun des inflammations, on peut sans danger la rapporter toujours à l'altération première, puisque son intensité ne dépend point de l'intensité de l'inflammation, mais de l'importance du tissu où elle siége; la fièvre, qui se développe durant le cours des altérations, est toujours symptômatique à l'altération première; seule de tous les phénomènes que nous venons d'énumérer, la tuméfaction pourrait être considérée comme un produit naturel des élémens inflammatoires, et par conséquent comme un effet et non comme uue cause de l'inflammation, lorsque c'est une chute ou toute autre cause semblable qui a déterminé l'altération; mais même dans ce cas, c'est l'affection simultanée de plusieurs tissus qui donne lieu au développement des élémens inflammatoires, parmi lesquels la tuméfaction prend rang, et si la cause de l'altération est intérieure, c'est toujours au tissu primitivement affecté qu'il faut reporter la tuméfaction.

APPLICATION A LA RECHERCHE DE L'INDICATION CURATIVE.

La médecine est à la fois une science et un art. La science, ce sont les principes; l'art, ce sont les applications.

Il faut de la science à l'art, pour éviter les ornières de la routine ; il faut de l'art à la science, pour l'empêcher de se perdre dans les nuages.

J'ai vu de très-savans théoriciens, qui, à la pratique, se trouvaient empruntés comme des novices ; j'ai vu des praticiens renommés que déconcertait le moindre accident imprévu.

Comme les principes sont les garanties du praticien, la pratique est la garantie des principes.

Quiconque aura lu ce qui précède n'a pas besoin que je me mette en frais pour lui apprendre qu'en toute maladie, c'est à l'altération première du tissu originellement affecté que doit se rapporter le moyen curatif.

Non qu'il faille mettre en interdiction les moyens auxiliaires, mais il ne faut jamais perdre de vue qu'ils ne sont qu'auxiliaires.

Ceci ne souffre aucune exception, comme nous l'allons voir.

§. Ier *De l'embarras gastrique.*

Dans cette sorte d'affection, c'est la fibre de la membrane muqueuse qui est le siége de l'altération première, et le principe de cette altération est dans les follicules glanduleux de la membrane. Ce qu'on aperçoit d'abord, ce sont les symptômes de l'altération muqueuse ; les élémens inflammatoires ne se montrent qu'après. Or, le moyen curatif d'une altération de ce genre, n'est autre que le vomitif. L'inflammation qu'elle a pu produire ne survit pas, dans les cas ordinaires, à l'extirpation de la cause. Quelque fois, il est vrai, la fibre musculaire de l'estomac et le tissu de poumon éprouvent une inflammation symptômatique. Dans ce cas seulement, quelquefois il convient de renverser l'ordre des choses, en commençant par faire avorter ou modérer l'inflammation ; c'est courir au plus pressé. Mais, comme le traitement dirigé contre l'inflammation n'a pas emporté ce qui l'avait fait naître, immédiatement après revenons au moyen curatif.

Supposez maintenant que, prenant pour guide l'intensité des phénomènes extérieurs, de ce que la violence de l'inflammation est ce qui frappe le plus vivement mes regards, j'aille conclure qu'on doit rapporter à l'inflammation tout le système curatif, comptez par la pensée les suites de mon hypothèse. Voici venir d'abord l'appareil des anti-phlogistiques, et, au premier rang, les évacuations sanguines. Mais les évacuations sanguines aideront-elles au retablissement de la membrane muqueuse? Au contraire, puisque l'abondance des mucosités ne peut qu'être favorisée par l'amoindrissement du sang ; et la stagnation des humeurs, par l'affaiblissement du système circulatoire Aussi l'administration des anti-phlogistiques dans la maladie que nous envisageons, est toujours accompagnée d'anomalies, d'aberrations, et entraîne souvent la mort du malade. Vous aurez supprimé, je n'en doute pas, les symptômes inflammatoires, mais le mal n'en sera que mieux enraciné dans le siége primitif, et l'altération première entretiendra l'oppression des forces, pendant que l'embarras gastrique entretiendra l'altération première.

Je me mets à la place d'un jeune praticien qui cherche de bonne foi l'instruction. Demandera-t-il quelle est la nature de cette affection qui nous occupe? C'est l'embarras gastrique, lui répondra-t-on ; rien n'est plus vrai, cela se voit. Mais la cause de cet embarras? la cause, c'est l'embarras gastrique; et son histoire? encore l'embarras gastrique. Comment voulez-vous qu'il trouve un rayon de lumière dans ce labyrinthe de mots?

Ce n'est là ni définir, ni éclaircir un sujet. Celui-ci était pourtant digne de définition et d'éclaircissement; car ses manifestations ne sont pas simples ni uniformes; c'est à travers des complications souvent bizarres qu'il faut le démêler; et pour comble, les autorités ne manquent pas aux opinions contraires. Les inflammations franches ont pour eux les solidistes et un illustre chef; les inflammations non-sanguines, si je puis m'exprimer ainsi, ont pour elles les humoristes. Quant à la plus imposante des autorités, l'expérience, qui est-ce qui en tient compte?

§. II. *De la gastrite.*

Nous avons vu, dans le paragraphe précédent, l'altération de la membrane muqueuse érigée en principe; voici un cas où elle n'est qu'une conséquence. On en concluera sans peine que le moyen qui était curatif dans le sujet que nous quittons, devient auxiliaire dans celui-ci, et que réciproquement c'est le moyen auxiliaire qui devient curatif. Je m'explique :

Dans la gastrite, l'altération première a pour siège le tissu musculaire de l'estomac, trop fortement stimulé par un air vif, ou une phlétore sanguine. Il s'ensuit que les anti-phlogistiques doivent être ici considérés comme les seuls curatifs. L'embarras gastrique, produit par l'inflammation, cède naturellement aux moyens qui résolvent l'inflammation; et ce qui, dans le cas précédent, l'aurait augmentée, l'apaise dans celui-ci; c'est que le principe a changé.

Ce qui ne prouve pas qu'il faille absolument proscrire

dans le cas précédent les évacuations sanguines; seulement, dans ce cas comme dans l'autre, conservons toujours l'ordre naturel; subordonnons l'auxiliaire au principal, les accidens à la cause, les effets au principe.

§. III. *De l'embarras intestinal, chronique et de la gastro-entérite chronique.*

L'une de ces deux altérations a son siége dans la membrane muqueuse des intestins, l'autre dans la fibre musculaire de l'estomac et des intestins.

La règle indique donc, pour la première, les évacuations intestinales, pour la seconde les évacuations sanguines.

Mais la chronicité est une puissance qui a ses droits aussi, et son siége d'autant plus difficile à ébranler, qu'on n'en aperçoit jamais bien clairement les racines ni les limites.

Chaque altération première a son caractère distinct; la chronicité affecte quelquefois tous les caractères, et de plusieurs altérations compose une altération spéciale qui se rapporte à toutes sans ressembler à aucune.

Dès le principe, et pendant l'état aigu de la maladie, ôtez du sang au malade affecté de la gastro-entérite, purgez les humeurs du malade affecté de l'embarras intestinal. Mais si par un effet de la négligence, ou d'une erreur dans le traitement curatif, ou par le développement de quelques affinités naturelles, ou par la combinaison de quelques causes accidentelles, il se trouve que la gastro-entérite a provoqué dans la membrane muqueuse une inflammation, ou que réciproquement l'embarras intestinal a provoqué une inflammation dans la fibre musculaire, gardez-vous d'être exclusif, car vous ne tiendriez pas compte de cet élément nouveau qui est venu comme dominer les autres, la chronicité. Le malade, attaqué de la gastro-entérite chronique périrait lentement par les saignées non-interrompues, quoique les saignées conviennent au principe de son mal; le malade, attaqué de l'embarras intestinal chronique périrait lentement par des purgations non-interrompues, quoique rien ne soit plus approprié que les évacuations intestinales au principe de l'embarras intestinal.

Pourtant, dans cette complication d'influences, dans cette communauté de lésions, dans cette fusion, si j'ose le dire, de causes étrangères l'une à l'autre, ne perdons jamais de vue l'ordre naturel, car il n'y a que lui qui soit vraiment réparateur.

§. IV. *Du scrophule.*

Je dirai plutôt en quoi ne consiste pas le scrophule, qu'en quoi il consiste. Un assez bon nombre de cures heureuses me rendent le témoignage de quelque expérience dans cette spécialité. Peut-être ce nombre n'est-il pas encore assez imposant pour faire passer dans tous les esprits la conviction qui est dans le mien; car les premiers momens d'une innovation sont épineux, et il faut quelque persévérance pour vaincre des défiances naturelles.

Lorsque je présenterai mon système à l'Académie, je lui veux un cortége digne d'elle. Ce ne sera pas un avanturier qui s'introduit par surprise, pour obtenir ses lettres de naturalisation; il aura de meilleurs répondans que moi; ce sera une masse de faits bien clairs, bien constatés, inattaquables, irrésistibles. Tout me fait espérer que ce moment n'est pas loin, et je prie l'Academie de prendre acte de mes promesses.

Le vulgaire des praticiens tire l'indication curative de l'engorgement des glandes; comme cet engorgement n'est qu'un effet du principe qu'ils ignorent, le traitement dirigé sur les glandes ne fait que retenir l'altération première dans une sorte d'incubation, en attendant qu'un accident développe ses élémens inflammatoires.

Quelques-uns ne tenant compte que de l'altération des vaisseaux lymphatiques, s'attachent uniquement à rétablir ces vaisseaux dans leur constitution primitive. Peine perdue ! l'altération primitive reste intacte ; c'est que le mal n'était pas là.

L'indication curative tirée d'un virus particulier, ou d'une cause humorale, procure quelque fois des moyens auxiliaires, et il en arrivera toujours ainsi dans les complications. Mais le principe d'altération subsiste.

On en peut dire autant de l'indication tirée des ulcères. Encore l'auxiliaire substitué au curatif.

L'indication tirée de l'irritation, ou ce qui est une même chose, de l'éréthisme, ne sera pas plus efficace. L'irritation, élément inflammatoire, suppose un principe d'altération qui ne sera jamais bien combattu, tant qu'il ne sera pas connu. J'atteste que l'inflammation survient quelquefois dans des régions fort éloignées du siége de l'altération première. Le traitement approprié aux inflammations en général, à chacun des élémens inflammatoires en particulier, ne pourront jamais convenir qu'autant qu'ils porteraient rationnellement leur action sur l'altération primitive.

Cette altération est invariable dans sa marche, comme elle est exclusive dans son principe. Il y a un tissu qui en est le siége ; il n'y en a qu'un. Pour les élémens inflammatoires, je sais qu'ils varient selon les températmens et les circonstances, mais ils ne varient point tellement qu'ils ne soient tous marqués d'une même empreinte, et n'attestent la communauté de leur origine par la communauté de leurs caractères symptômatiques.

Si le moyen de parvenir à la connaissance du principe

reste encore caché, le moyen de reconnaître le véritable traitement curatif est du moins à la portée de tout le monde. Il faut que ce traitement produise un effet avantageux dès le premier moment de son application, toutes les fois du moins que la maladie est curable ; car il est aussi pour le scropule des cas désespérés (1), que ses effets se fassent reconnaître symptômatiquement dans toute la constitution, par nn progrès égal aux effets de l'altération primitive, qu'il ne rétrograde jamais dans ses triomphes ; que par sa seule puissance et sans le secours de la cautérisation, il détruise les callosités et les ulcères ; qu'il favorise les exfoliations, qu'il prévienne les engorgemens glanduleux, la carie, les exostoses, les fistules ; qu'il ne laisse après lui ni cicatrices, ni balafre, ni aucune marque caractéristique de l'affection scrophuleuse ; enfin, qu'il n'arrête pas seulement les ravages du mal, mais qu'il en efface les moindres traces. Or, ce traitement existe ; ce traitement est éprouvé ; il ne lui manque, pour être reconnu ce qu'il est en effet, qu'un théâtre et le grand jour. Quant aux observateurs attentifs et aux juges impartiaux, je suis assuré qu'ils ne manqueront pas (2).

(1) La carie des os de l'orbite de l'œil, de la selle turcique, en même temps que de la table externe du temporal et du pariétal, source d'un état inflammatoire qui se communique à tout l'encéphale ; les foyers purulens dans l'intérieur de l'abdomen, produits chroniques ou abcès par congestion ; la foule des ankiloses, des gibbosités, de mille autres accidents chroniques, lesquels ne laissent pas de subsister, quoique la vie du malade soit assurée ; les cas d'amputation, la suppuration chroniques des glandes mésentériques, ce sont là des circonstances où l'art de l'homme ne peut rien, et je ne me flatte pas de changer les lois de la nature.

(2) Amené, par la nature de mon sujet et le cours de mes idées, à ces éclaircissemens imparfaits sur la maladie scrophuleuse, je ne pourrais, sans abjurer tout sentiment de convenance, refuser un souvenir et un hommage à mon honorable confrère Sat-Desgalières ; on n'entre pas dans une maison sans en saluer le maître. Le procédé serait d'autant plus in-

§. V. *Du furoncle.*

Le siége de l'altération primitive qui donne naissance au furoncle, ce sont les paquets celluleux de l'intérieur

juste que M. Sat-Desgalières est appelé à renouveler des miracles. Car s'il offre au roi *le fruit de ses veilles et de ses recherches*, c'est pour lui aider à remplacer ce don de guérir les écrouelles, sublime et mystérieux privilége des rois de sa race. (Voyez la préface du livre qui a pour titre : (*Théorie nouvelle de la maladie scrophuleuse.*) Il faut croire que M. Sat-Desgaliéres connaît au moins la maladie qu'il enseigne au roi de France à conjurer. En effet, cette maladie est, selon le bon docteur, une *irrégularité profonde de la nutrition, d'où résulte le défaut de maturation et d'animalisation des élémens nutritifs, et par suite l'imperfection substantielle des tissus organiques consécutifs.* En admettant comme incontestable cet état pathologique, sur lequel peut-être quelques doutes me seraient permis, à moi qui ai vu des scrophuleux, couverts d'ulcères, conserver cependant tous les signes d'uue parfaite nutrition, j'oserai demander à mon oracle quelle peut être la cause de cette nutrition fausse et dégénérée, de ce défaut de maturation dans les élémens? Ici l'oracle ne répond rien : C'est un peu le défaut des oracles.

Que, si j'ose demander le moyen de redresser la nature, de rectifier les digestions, d'animaliser leurs élémens, l'oracle ouvre son dispensaire, et j'y trouve cette formule qui ne lui a pas été probablement transmise d'Épidaure en droite ligne : « Le premier de mes moyens curatifs est une « tisane, composée avec les substances amères et aromatiques, telles que « la gentiane, le houblon, l'écorce d'orange, la canelle, etc., à laquelle « on ajoute les ferrugineux en grande proportion, et les laxatifs toniques « qui portent plus spécialemeut leur action sur la sécrétion biliaire. » Et, pour mitiger cette tisane, nn sirop ainsi composé : « Cresson, beccabun- « ga, chicorée, fumeterre, laitue, saponaire. cochlearia, trèfle d'eau, « raifort, bigarade, douce amère, squine, sassafras, gaïac, jalap, folli- « cules de séné, salsepareille, sulfure d'antimoine, sulfate de magnésie, « brou de noix. » (Cette dernière substance doit en former la base.) J'attendais le diabolicon et les cantharides. Bone Deus! quel incendie! Des inflammations, des gastrites, des entérites, des suppurations intestinales, le tout pour faciliter les digestions !... J'allais dire que l'oracle s'était modu derme qui forment en effet le bourbillon blanc. L'inflammation de ces paquets, et la gangrène qui termine cette inflammation, sont des phénomènes trop manifestes, pour ne pas être universellement connus. Mais quelle est la cause de ces phénomènes, et d'où tirer l'indication curative? J'aperçois une double inflammation, d'où naît une double gangrène! Après une période assez longue d'incubation, l'altération primitive se développe, en rassemblant les élémens inflammatoires. Ceux-ci

qué de ses lecteurs, mais quand je vois à qui son ouvrage est dédié, je ne peux qu'admirer et me taire.

Un semblable mystère accompagne toutes les explications du docteur. S'agit-il des fonctions du foie? En dépit de Bichat, à la barbe de Magendie d'Adelon, de Richerand, de Husson, etc., il affirme que le sang artériel est étranger aux sécrétions biliaires. S'agit-il des élémens primitifs de labile? Il y trouve le carbone qui a échappé à MM. Thénard et Chevallier, etc. Vient-il à nous expliquer les phénomènes de la digestion? Il ne fait qu'un seul fluide du fluide biliaire pancréatique. Fait-il mention du chyle? il l'extrait de la masse du sang que nous pensions bonnement être formé du chyle. Nous rions tous les jours de ce médecin de comédie, qui mettait le cœur à droite et le foie à gauche. Qui sait? Sganarelle avait peut-être aussi ses inspirations.

J'ai dit le bon, le beau, l'admirable. Voici le fâcheux. En tête du précieux livre de M. Sat-Desgalières se trouve, comme de raison, la formule usitée contre les contrefacteurs. Que ne m'est-il permis de l'effacer? Car, me voilà coupable de contrefaçon, moi chétif, qui me croyais assez protégé par mon obscurité, pour publier impunément dans ma préface de l'Anthrax, en 1821, la 66ᵉ page de son œuvre de 1829, toute entière, et dans le cours de mon opuscule, sa page 346. Je crains aussi beaucoup pour M. Lanthois, auteur de la Théorie de la phthysie pulmonaire, de la réfutation du docteur Clarc, éditeur de la Physiologie de Grimaud, lequel publiait en 1818, les 1.ʳᵉ, 3ᵉ, 7ᵉ, 8ᵉ, 9ᵉ, 16ᵉ, 24ᵉ, 25ᵉ, 38ᵉ, 40ᵉ, 63ᵉ, 67ᵉ, 145ᵉ, 182ᵉ, 249ᵉ, 250ᵉ, 255ᵉ, 273ᵉ, 284ᵉ, 285ᵉ, 291ᵉ, 292ᵉ, 355ᵉ, 356ᵉ pages de l'œuvre sublime, et jusques à la formule de l'incendiaire syrop, digne auxiliaire de l'incendiaire tisane.

amènent la gangrène des paquets celluleux, qui est toujours blanche. A son tour, le derme, subissant la loi d'un voisinage dangereux, s'altère, s'enflamme et se gangrène aussi, mais cette gangrène est noire.

Dans cette affection, les paquets celluleux éprouvent une sorte de bouffissure qui rend pour eux les cellules trop étroites. L'altération gagne bientôt le tissu cellulaire sous-cutané et produit l'inflammation; la tumeur se forme en pointe, et l'ouverture en est plus ou moins irrégulière. L'indication à suivre est tirée du tissu affecté ; nous avons vu quel est ce tissu. Le bourbillon exige une incision sur la tumeur, ou des emplâtres attractifs ; les anodins, les émolliens et les sangsues ne feraient que retarder la guérison ; ces derniers moyens, moins curatifs qu'insidieux, favoriseraient l'intégrité naturelle. J'avais dit dans l'avant-propos de ma brochure : « Rechercher, découvrir le *principe*, le poursuivre dans ses développemens, dans ses aberrations même, décrire avec précision le cours du mal comme un habile géographe trace le cours d'un fleuve, c'est là de l'histoire; le reste n'est que des matériaux pour l'historien. » On voit que cette pensée, de rapporter toute guérison au principe du mal, ne m'est pas venue d'hier, et, dans quelque ordre de choses que ce puisse être, c'est, à mon avis, une garantie pour une doctrine, que la réflexion qui affaiblit si souvent l'inspiration, l'ait au contraire fortifiée.

Je reviens à mon sujet :

Quoique l'anthrax non contagieux et l'anthrax contagieux diffèrent sous le rapport d'une propriété fort remarquable, ils ne diffèrent point quant à leur essence. Contagieux ou non, l'anthrax est toujours un même mal, avec un même siége, une même action, une même marche. Contagieux ou non, c'est l'altération première du chorion qui le produit ; c'est la prompte inflammation de ce tissu qui le caractérise ; dans l'un et l'autre cas, il y a progrès, invasion de parties saines, altération consécutive du tissu cellulaire sous-cutané. Seulement, à ces caractères généraux, il en faut joindre un particulier, pour définir l'anthrax contagieux. Le principe morbifique agit seul dans l'anthrax commun, il s'associe dans l'autre à un principe pestilentiel. Le premier se circonscrit dans des bornes que l'art a tracées, l'autre envahit toute l'économie. Le premier n'est qu'une altération, l'autre en est deux. L'anthrax non contagieux exerce ses ravages sur le chorion seulement, et successivement à tout le derme jusques au dernier cercle inflammatoire ; l'anthrax contagieux ne connaît point de limites. Quelque circonscrit que soit le premier, il est bon de ne pas s'en tenir scrupuleusement aux bornes géométriques, de les dépasser au moins de quelques lignes dans les incisions.

Je laisse à de plus profonds observateurs la gloire d'indiquer le point fixe, s'il en est un, où doivent s'arrêter les incisions dans l'autre cas, et ce qu'il convient de sacrifier, et ce qu'il importe de conserver.

Tout ce que la logique me révèle, c'est qu'il y a dans les deux traitemens de l'affinité, de l'identité même, sauf les exigences du principe nouveau qui vient s'associer au premier. Quant à la juste mesure de ces exigences, ou ce qui revient au même, à la loi précise de cette combinaison, c'est ce que je ne dirai point, par la raison qu'il ne faut rien dire qu'on ne sache bien.

Plusieurs praticiens, tirent encore l'indication curative, de cette espèce d'étranglement qu'ils pensent apercevoir dans les paquets celluleux du derme ; cette indication n'est pas rationelle, puisqu'en détruisant toutes les cloisons de la tumeur, et même au-delà, on aggrave le mal.

L'éréthisme, la douleur, et tant d'autres élémens inflammatoires, ne sont pas non plus un argument en faveur du système qui place les anti-phlogistiques au premier rang. Les anti-phlogistiques ne sont convenables ici, que comme des moyens auxiliaires. Ils peuvent préparer la détente, le dégorgement de la tumeur, mais il n'appartient qu'aux incisions qui auront pour but de détruire l'altération première du chorion, d'opérer ce dégorgement.

Je ne ferai pas un article exprès, pour prouver qu'on ne vient à bout de l'inflammation causée par l'odontalgie, qu'en extirpant la dent du malade. Mais je ne dois point négliger cette preuve nouvelle de l'illusion produite par les phénomènes consécutifs; car, qui n'envisagerait que la rougeur et le gonflement des gencives, s'imaginerait que la violence de l'extraction, au lieu de guérir le mal, ne pourra qu'en augmenter l'intensité.

Je ne m'appesantirai pas davantage sur les altérations du tissu cellulaire sous-cutané, sur les abcès qu'elles produisent, et sur les inflammations qui suivent la suppuration. Chacun sait qu'en divisant le tissu cellulaire, on détruit à la fois et la tension et l'éréthisme, et que les incisions pratiquées avant la formation du pus, font avorter l'inflammation. Ce que tout le monde ne sait pas, c'est que les incisions ont lieu, non pour l'évacuation du pus, mais pour la suppression de l'altération première; et c'est pourtant ce qu'il faudrait que tout le monde sût, car, dans cette conviction seulement, est, si je puis m'exprimer ainsi, tout le rationalisme de la médecine pratique.

§. VII. *Du cancer.*

A quelle altération primitive le cancer doit-il la naissance? On l'ignore. Jusqu'à la découverte de cette altération, il n'y aura guère que du hasard dans les traitemens du cancer. On a remarqué que l'ablation de la tumeur cancéreuse emporte quelquefois le mal, mais quelquefois aussi elle ne l'emporte pas. Il n'est pas impossible à l'empirisme de réussir dans quelques circonstances isolées, sans le secours du rationalisme, comme il n'est point impossible à un homme qui n'est pas musicien, de tirer une fois d'un instrument quelques sons agréables; il ignore comment il les a obtenus; voilà ce qui le distingue du musicien. On a vu de faux cancers d'estomac, et on les a guéris, parce qu'ils étaient faux. Tous ces caractères étaient en effet cancéreux et semblaient indiquer le pylore comme le siége de l'altération première; des vomitifs et des purgatifs en sont venus à bout. C'est que le faux cancer résidait dans les replis de la membrane muqueuse de l'estomac; c'est qu'il consistait dans la pression occasionnée par les fausses membranes à demi-concrètes, emplastiques, qui tapissaient les parois de l'estomac. De cette pression dérivaient les symptômes généralement attribués au cancer.

§. VIII. *Des fièvres d'accès.*

Toute fièvre est moins une altération qu'un indice d'altération. Il n'y a pas de perturbation sans perturbateur. Or, des perturbateurs distincts peuvent produire des perturbations semblables; il faut chercher le perturbateur primitif. Le monde médical a aussi ses régions inconnues; peut-être attend-il quelque Christophe Colomb. Mais jusqu'à ce qu'un tel homme ait paru, et même pour hâter sa venue, ne négligeons pas la boussole que la nature a mise en nos mains; cette boussole, je ne saurais trop le redire, c'est la nécessité du rapport entre le moyen curatif et l'altération première.

§. IX. *De l'ophtalmie.*

Comme il n'y a point d'ophtalmie sans inflammation, ou, pour mieux dire, qu'il n'y a pas inflammation franche sans rougeur de la conjonctive, il semble que c'est contre cette inflammation que doivent se diriger tous les moyens curatifs, c'est-à-dire, qu'il n'y aurait, pour guérir, dans tous les cas possibles, qu'à prodiguer les anti-phlogistiques. L'expérience de tous les jours atteste si ce serait là un traitement rationel.

Sans doute les anti-phlogistiques réussiront toujours à détruire la rougeur de l'œil, c'est-à-dire, qu'ils remédieront à un symptôme, un indice, un effet du mal, mais quelquefois ils ne feront pas résoudre l'altération première, et moins encore l'altération symptômatique du tissu pris d'ophtalmie véritable.

Évidemment les moyens curatifs, soit internes, soit externes, doivent répondre à la cause particulière qui produit l'altération première, et tout ordre physique ne sera jamais rétabli que par une exacte observation de l'ordre logique.

§. X. *De la folie.*

Je ne définirai pas la folie, ce serait donner un exemple pour une définition; mais je commencerai par déclarer que la cause première de la folie ne réside pas dans le cerveau. Je sais qu'on m'opposera des autorités et même des faits. Tenons-nous-en à ceux-ci, puisque les autorités ne sont rien sans les faits :

On a découvert des lésions cérébrales dans des cadavres d'individus morts de la folie. Je ne le nie pas. Mais pour qu'on fût autorisé à conclure que ces lésions étaient le principe de la folie, il faudrait d'abord que tous les cerveaux d'individus morts de la folie présentassent de ces lésions, secondement qu'il ne s'en trouvât que chez eux, enfin que les mêmes lésions dénotassent toujours le même genre de folie, triple induction démentie par l'expérience. Mais voici un fait qui domine tous les autres, c'est que des individus morts de la folie avaient l'encéphale dans un état d'intégrité parfaite.

J'atteste ce dernier fait pour en avoir été moi-même témoin dans plus d'une autopsie cadavérique. Mais n'eût-il été observé qu'une fois, la doctrine que je combats n'en recevrait pas une moindre atteinte. C'est que les lésions observées n'étaient que symptômatiques, c'est que, dans l'état de folie, les attributs caractéristiques de l'encéphale ne sont point altérés, quoique ses fonctions semblent perverties. Il est toujours l'organe où se concentrent les perceptions ; or, la concentration ne saurait admettre du plus et du moins, et le plus fou d'entre les fous n'a jamais cru qu'un autre sentait en lui. Ses perceptions, il est vrai, ne sont pas conformes à l'objet perçu; mais elles sont conformes au mouvement des nerfs dont le cerveau est le foyer.

Mon opinion est qu'il y a autant d'espèces de folie, qu'il y a de correspondances possibles entre nos divers organes et le cerveau ; ces organes étant troublés apportent au cerveau leurs perturbations, qu'il ne distingue point des impressions normales, parce que sa fonction n'est pas de les distinguer.

De là toute la famille des hallucinations ; car à son tour le cerveau fasciné, fascine tous les autres organes, et leur communique, par sa réaction sur le centre épigastrique, les impressions que lui-même a reçues. C'est lui qui, soumis à une sinistre influence, enverra dans la rétine des images fantastiques, dans l'oreille des sons lugubres, et qui, faussant l'odorat et le goût, comme la vue et l'ouïe, nous fera trouver, dans l'aliment le plus délicat, une odeur de cadavre, une saveur de sang.

Ne cherchons donc point dans le cerveau l'altération première qui constitue la folie. Étudions plutôt le caractère du mal, indice très-probable, à défaut de tout autre. S'il est reconnu que le malaise des hypocondres engendre des visions tristes, que la surabondance de la bile occasionne des transports frénétiques, serait-ce une classification vicieuse que celle qui rapporterait à chaque organe une espèce particulière d'altération, dont le cerveau subirait l'influence?

D'après cette théorie, les moyens curatifs resteront étrangers à la substance du cerveau; c'est la nature de l'organe, ou du système d'organes primitivement malades, qui doit les déterminer.

§. XI. *De l'hydropisie.*

La nécessité d'un principe se montre autant dans l'incertitude des procédés quand on l'ignore, que dans leur efficacité quand on est parvenu à le connaître. Or, qui connaît le vrai principe des hydropisies?

Je sais que les docteurs de l'inflammation n'ont garde de se manquer ici à eux-mêmes, et que l'hydropisie est à leurs yeux une inflammation de la membrane séreuse, comme la gastrite est une inflammation de la membrane muqueuse, car pour eux, hors de l'inflammation, point d'affection possible. Pourtant si, dans l'hydropisie, je cherche les signes de l'inflammation, je ne les trouve nulle part, non pas même dans la susceptibilité nerveuse, ni dans la pléthore sanguine.

Ce n'est pas que l'inflammation ne survienne quelquefois, mais par contre-coup, mais très-médiatement, mais comme une suite des altérations consécutives que l'altération première a déterminées ; mais par une complication accidentelle, et dans des régions éloignées du siége primitif.

Tout ce que l'on connaît bien de l'hydropisie, c'est qu'elle se manifeste par une exhalation immodérée des membranes séreuses de la poitrine et de l'abdomen, etc. Ce sont bien là les caractères de l'altération. Quant au principe, il est encore *sub nube.*

Dans cette ignorance où nous sommes condamnés, est-ce une indication exclusive qui nous servira de règle ? Devons-nous, sur la foi d'une définition hasardeuse, proscrire les purgatifs et les toniques, et nous hâter de désemplir les vaisseaux, afin que les forces du malade atténuées par ces évacuations, achèvent de s'abattre sous la continuité des exhalations auxquelles les anti-phlogistiques ne remédient certainement pas?

Tout nous avertit donc de préférer l'indication tirée de l'altération ostensible. Celle-ci du moins, au lieu d'être rigide et inflexible, s'assouplit, se modifie, suivant les spécialités. A chaque symptôme caractéristique, elle applique le remède qui convient à ce symptôme, et les purgatifs pour débarrasser les voies digestives, et les vésicatoires au gras des jambes pour ouvrir une issue aux sérosités, et la saignée même quand le liquide de l'abdomen surabonde, refoule le diaphragme et comprime les gros vaisseaux. C'est ainsi qu'avec de l'ordre et de la persévérance, on peut en quelque sorte emporter le mal pièce à pièce, comme cela m'est une fois arrivé à moi-même.

Je ne balance pourtant pas à dire que j'aurais plus sûrement guéri, si j'eusse connu le principe originel de l'altération; car alors j'aurais rapporté tout le traitement curatif à ce principe, guidant le mal dans ses atténuations, au lieu de me laisser guider par lui.

Qu'on ne pense pas que j'aie la prétention d'offrir cette opération multiple comme un modèle ; il est des cas où je ne l'aurais pas employée, et un grand nombre de praticiens ne l'adopteraient peut-être dans aucun cas. Permis en effet à chacun de suivre ses inspirations, en l'absence d'une règle positive. Mais ce qu'il y a de plus dangereux, c'est détablir une fausse règle.

§. XII. *De la goutte.*

Encore une altération primitive ignorée. Encore de l'incertitude et presque de l'arbitraire dans le choix des moyens. Encore un témoignage de la nécessité d'un principe; car c'est précisément à constater cette nécessité, que tendent mes efforts; c'est à la démonstration de cette nécessité que j'ai consacré cet opuscule. Soit qu'il signale une lacune, soit, ce qui est malheureusement plus rare, qu'il annonce une découverte, il n'a pour but que de présenter sous autant de faces qu'il contient de lignes, une pensée, une seule pensée; trouver le principe de l'altération, on a trouvé la guérison la plus courte et la plus sûre.

Tout ce que nous savons de la goutte, se borne à l'altération symptômatique ou secondaire. Cette altération se manifeste constamment par des douleurs plus ou moins violentes, à des époques, dans des siéges indéterminés; tantôt affectant le gros orteil, tantôt les petites articulations, quelquefois les articulations où s'opèrent de grands mouvemens, quelquefois l'estomac. J'ai vu un goutteux généralement perclus. Membres, articulations, vertèbres, il avait perdu l'usage de tout, la mâchoire inférieure seule restait libre.

Ici les caractères généraux sont si nombreux, et les caractères particuliers si différens les uns des autres, il existe entre toutes ces espèces de goutte tant de dissemblances et tant d'affinités, que, dans l'ignorance absolue où nous sommes de l'altération originelle, nous laissons le soin de nous diriger à cet instinct médical, qui est peut-être une lueur subite de la science, car il n'y a pas de science sans règles, et il n'y a pas de règles sans principes.

§. XIII. *De la rougeole, de la varicelle, de la scarlatine, de la variole.*

Ici mêmes observations, mêmes plaintes, mêmes exhortations aux maîtres de l'art. Je n'avais que trop raison de le dire : Les lacunes de la médecine sont plus nombreuses que ses découvertes.

Quoiqu'on ignore le principe de ces quatre phlegmasies, on sait très-bien au moins que ce sont des phlegmasies. C'est quelque chose ; mais ce n'est pas tout, puisque les moyens appropriés aux inflammations ordinaires ne conviennent pas tous dans celle-ci. Il est certain du moins que les anti-phlogistiques ne sont pas toujours de rigueur, et que l'hygiène fournit des ressources plus efficaces. C'est que le principe est ignoré.

§. XIV. *Du croup.*

Pour l'adulte comme pour l'enfant, il y a deux altérations premières qui donnent naissance au croup; l'une est l'altération de la membrane muqueuse du larynx, l'autre est l'altération de la fibre musculaire qui environne le larynx. Nous ignorons le principe de ces altérations, mais nous connaissons bien les effets primitifs de ce principe ; il n'en faut pas ici davantage ; le voisinage des deux tissus explique assez comment ces deux altérations semblent passer l'une dans l'autre, et quelle facilité elles trouvent, l'une à se communiquer jusques aux muscles laryngo-pharyngiens, l'autre à envahir la membrane muqueuse. Dans le cas où l'altération primitive appartiendrait aux muscles laryngo-pharyngiens, la gêne de la déglutition se manifeste avant que l'altération ne se soit communiquée à la muqueuse, et dans le cas où l'altération primitive appartiendrait à la membrane muqueuse, la gêne de la respiration, l'apparition de fausses membranes précèdent ou accompagnent les symptômes que nous venons d'indiquer.

On remarque aussi dans cette simple théorie un mécompte pour la doctrine de l'inflammation ; c'est que les apparences étant les mêmes, les principes diffèrent, et que les anti-phlogistiques qui pourraient faire avorter l'inflammation dans l'un de ces cas, doivent dans l'autre céder la place aux attractifs minoratifs.

Si je ne me lasse pas de reproduire la même idée, c'est que je la trouve au fond de tous les phénomènes, de toutes les expériences, de tous les raisonnemens.

§. XV. *De la péripneumonie.*

Soit que l'altération première, qui constitue la péripneumonie, affecte le parenchyme du poumon, ou la membrane muqueuse de l'estomac, l'inflammation qui se développe dans ces organes n'est jamais qu'un phénomène consécutif.

Aussi le moyen curatif n'est-il pas le même dans les deux cas. Ce moyen consiste dans les anti-phlogistiques, si le mal est dans le poumon, dans les vomitifs s'il est dans l'estomac. L'inflammation s'aggraverait par les vomitifs dans le premier cas, et par les anti-phlogistiques dans le second ; car vous aurez contrarié l'indication, par conséquent exaspéré l'altération première, par conséquent augmenté l'inflammation qui en dépend.

Ces principes s'appliquent aisément à la péripneumonie chronique et à la péripneumonie bâtarde. L'accession d'un élément nouveau, la dégénération d'un élément primitif ;

un changement ou une complication de formes, ne peuvent rien contre ma règle. Elle est invariable, parce qu'elle est fondée sur la nature des choses et les conditions nécessaires à leur existence.

CONCLUSION.

Il ne tiendrait qu'à moi de multiplier les exemples ; mais le peu que j'en ai présenté doit suffire à des esprits supérieurs. Je ne me proposais pas de traiter *ex professo* chaque maladie, ni même une seule ; mais de tirer, soit de leurs caractères généraux, soit de leurs différences spéciales, soit des règles établies, soit des règles désirées, soit de la fixité des doctrines sur certains points, soit de leur incertitude sur un plus grand nombre d'autres, les inductions nécessaires à l'établissement d'un principe en quoi consiste, selon moi, toute la médecine pratique ; ce principe, c'est de rapporter tout le système du traitement curatif, dans une affection quelconque, à l'altération primitive. Malheureusement en bien des cas, cette altération est ignorée ; dans quelques autres, elle est connue, quoique sa cause originelle nous échappe. Partout où l'on pourra remonter jusques à cette cause, ou du moins, à défaut de cette cause, partout où l'on pourra clairement reconnaître son effet primitif, c'est-à-dire, l'altération première, le moyen curatif sera naturellement trouvé.

Une situation fâcheuse pour la médecine, c'est l'ignorance du principe et de l'altération première tout ensemble, moins fâcheuse pourtant que la fausse science qui, dans ses préoccupations, confond tout et assimile forcément les contraires, pour la plus grande gloire ou la plus grande commodité d'un système.

On m'a vu, dans le cours de cet opuscule, éviter avec un soin que je pourrais nommer religieux, tout ce qui ressemble à des personnalités. Si je n'ai pu taire ma pensée relativement au système exclusif de l'inflammation, j'ai combattu ce système en respectant le caractère et les talens de ceux qui le professent; car c'est le bien de la science qu'ils ont cherché ; et il faut avouer que si en effet toutes les maladies pouvaient se réduire à une seule, les voies de la médecine seraient bientôt aplanies, puisque tous les remèdes se réduiraient à un seul.

Malheureusement la nature me semble avoir mis la science à un plus haut prix ; c'est presque toujours dans un labyrinthe qu'elle s'est renfermée, et il faut, pour l'y saisir, du bonheur autant que de l'adresse.

Une pensée me console, c'est que la vérité étant le patrimoine de l'esprit humain, il faudra bien qu'un jour il la possède tout entière. Ce jour sera glorieux ; qu'il me soit permis de saluer son aurore.

J'ai considéré la science, et j'ai vu ses innombrables besoins. Mais j'ai tourné mes regards vers les hommes à qui cet écrit s'adresse, et je n'ai plus songé qu'à ses prodigieuses ressources.

FIN.

www.ingramcontent.com/pod-product-compliance
Ingram Content Group UK Ltd.
Pitfield, Milton Keynes, MK11 3LW, UK
UKHW020445230726
13925UKWH00004B/1808